AF585736

Docteur Henri STUMPF

Péritonite Tuberculeuse

CHEZ LES ARABES

TOULOUSE
IMPRIMERIE MARQUÉS & Cie, BOULEVARD DE STRASBOURG, 22
—
1902

Docteur Henri STUMPF

Péritonite Tuberculeuse

CHEZ LES ARABES

TOULOUSE
IMPRIMERIE MARQUÉS & Cie, BOULEVARD DE STRASBOURG, 22

1902

A LA MÉMOIRE DE MON FRÈRE

A MON PÈRE, A MA MÈRE

Je dédie ce travail, faible témoignage de ma reconnaissance et de mon immense affection.

A MES PARENTS

A MES AMIS

A MON MAITRE

M. LE PROFESSEUR COCHEZ

Professeur de Clinique à l'Hôpital civil de Mustapha.

A MES MAITRES

A MON PRÉSIDENT DE THÈSE

M. LE PROFESSEUR MOSSÉ

Chevalier de la Légion d'honneur.

Arrivé au terme de nos études médicales, il nous reste un doux devoir à remplir. C'est celui de remercier tous ceux qui, durant ces quelques années, nous ont prodigué leur amitié et leurs conseils.

Elève de M. Cochez, professeur de clinique à l'hôpital civil de Mustapha, nous avons suivi pendant deux ans avec assiduité les savantes leçons de cet éminent maître. C'est à lui que nous devons les principaux éléments de notre thèse. Qu'il nous permette de l'assurer ici de notre grande admiration et de notre entier dévouement.

Que M. le professeur Moreau, chez qui nous avons fait nos débuts dans les études médicales, reçoive l'assurance de notre profonde gratitude.

Qu'il nous soit permis de joindre dans le même sentiment de reconnaissance les noms de MM. les professeurs Cochez et Moreau à celui de notre ami M. le docteur Barrillon qui, tous trois, lors d'une grave maladie que nous fîmes il y a trois ans, nous prodiguèrent sans compter leurs soins dévoués et éclairés.

M. le professeur Rey nous a toujours témoigné le plus grand intérêt. Nous sommes heureux de pouvoir lui exprimer ici toute notre gratitude.

Interne au dispensaire depuis deux ans, nous avons pu apprécier le savoir et la bonne amitié de M. le docteur Julien. Nous l'assurons de notre vive sympathie.

M. le docteur Sabadini, chirurgien à l'hôpital civil de Mustapha, nous a donné deux observations très intéressantes, nous l'en remercions vivement.

Que tous nos maîtres de l'Ecole d'Alger et de l'hôpital de Mustapha reçoivent ici nos sincères remerciements pour leur brillant enseignement.

Nous ne saurions passer sous silence l'accueil bienveillant qui nous a été fait à la Faculté de Médecine de Toulouse, où nous avons terminé nos études.

Que M. le professeur Mossé, qui a bien voulu nous faire l'honneur d'accepter la présidence de notre thèse, daigne agréer l'hommage de notre respectueuse reconnaissance.

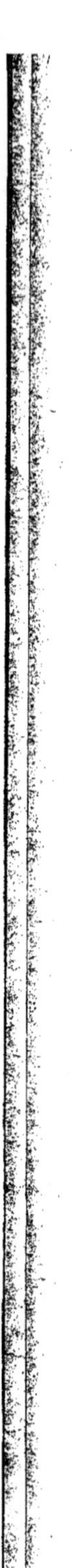

Introduction

Pendant notre séjour dans le service de notre maître, M. le professeur Cochez, nous avons eu l'occasion d'observer plusieurs cas de péritonite tuberculeuse chez des Arabes. Frappé de la marche toujours la même de cette affection chez les indigènes algériens, de l'absence constante chez eux de tout symptôme subjectif ou fonctionnel, de sa torpidité en un mot, et par conséquent de la difficulté du diagnostic, notre maître nous suggéra l'idée de ce travail, tout en nous en fournissant les principaux éléments.

En cherchant systématiquement du côté de l'abdomen de nos Arabes tuberculeux, nous avons pu, alors que rien n'attirait notre attention de ce côté, faire trois fois le diagnostic de péritonite tuberculeuse. En faisant de même toutes les autopsies des indigènes morts à l'hôpital civil de Mustapha [1], nous avons

(1) Autopsies au nombre de vingt.

pu trouver à deux reprises différentes, sur la table d'amphithéâtre, des lésions péritonéales tuberculeuses passées inaperçues pendant la vie, ces deux malades n'ayant jamais présenté aucun signe qui put faire soupçonner la lésion dont ils étaient atteints.

Enfin une sixième observation nous a été remise par notre maître M. le professeur Cochez.

Nous n'avons nullement la prétention de décrire une forme nouvelle de péritonite tuberculeuse; les péritonites que nous avons observées rentrent, sauf de légères exceptions touchant l'âge des malades, dans le cadre des péritonites tuberculeuses ascitiques à forme latente. Ce que nous avons voulu montrer, c'est que ce qui est l'exception chez les Européens, devient la généralité en Algérie chez les Arabes.

Il nous a paru utile de décrire d'abord les grands traits de la péritonite tuberculeuse telle que la décrivent les classiques, avec les principales théories admises.

Ceci nous permettra d'établir un parallèle avec ce que nous avons observé chez les Arabes.

Un chapitre sera réservé à la tolérance péritonéale et à ses causes.

Une quatrième partie nous permettra d'établir les principaux éléments du diagnostic.

Nous terminerons par quelques considérations sur la fréquence, le pronostic et le traitement de cette affection chez les indigènes.

CHAPITRE PREMIER

Etiologie, Pathogénie, Formes et Symptomatologie de la Péritonite tuberculeuse en général.

La péritonite tuberculeuse, autrefois considérée comme une péritonite chronique, a été différenciée par Louis (1825), qui, le premier, en reconnut la nature tuberculeuse, car, dit-il : « On trouve toujours des tubercules aux sommets des poumons, et ceux-ci sont plus anciens que ceux des bases. Après l'âge de quinze ans, il n'y a pas de tubercules dans les autres organes s'il n'y en a pas aux sommets des poumons. »

Après Louis, ces principes furent érigés en lois ; et tout malade présentant de la tuberculose péritonéale devait forcément avoir des lésions pulmonaires de même nature.

Aujourd'hui, on a plutôt une tendance à faire de la péritonite une manifestation primitive et locale de la tuberculose, se montrant chez des individus indemnes jusqu'alors d'autres manifestations bacillaires.

Elle apparaîtrait même rarement dans le cours de la phtisie dont elle ne serait pas une complication.

Bien plus, les lésions pulmonaires seraient, en général, moins considérables chez les sujets atteints de péritonite tuberculeuse que chez ceux qui en sont indemnes [1].

Delpeuch, dans sa thèse inaugurale, dit qu'il ne connait pas d'exemple d'une évolution simultanée et parallèle des deux affections, thoracique et abdominale. Le témoignage des auteurs est, d'ailleurs, unanime sur ce point. Un certain nombre voient dans la tuberculose péritonéale une sorte de dérivatif agissant sur les désordres pulmonaires comme pourrait le faire un exutoire provoqué dans un but thérapeutique [2].

Elle atteint son maximum de fréquence dans l'enfance et dans l'adolescence. « Exceptionnelle avant l'âge de 4 ans, dit Dupré, cette maladie atteint surtout la seconde enfance entre 7 et 12 ans, elle est encore fréquente vers la vingtième année. Les formes tardives atteignent surtout des alcooliques [3]. »

(1) Louis. *Recherches anatomiques, pathologiques et thérapeutiques sur la phtisie*, 2e édition. Paris, 1843, p. 156.

(2) Delpeuch. *Essai sur la péritonite tuberculeuse de l'adolescent et de l'adulte*. Thèse de Paris, 1883, p. 47.

(3) Dupré. Traité de médecine de Brouardel et Gilbert.

Enfin, comme la tuberculose des séreuses, elle est plutôt bénigne, accidentelle et offre en général une réelle tendance à la guérison. Cette bénignité relative a été observée depuis longtemps, puisque Louis déjà en fait mention.

Comment se fait l'infection du péritoine ?

« Les séreuses chez l'homme constituent des cavités parfaitement closes. N'ayant pas de communication avec l'extérieur, elles échappent donc à l'inoculation tuberculeuse directe. Elles ne peuvent être infectées que par la voie sanguine, par la voie lymphatique, par propagation de proche en proche d'un foyer tuberculeux. Encore dans ce dernier cas s'agit-il surtout, comme on le verra, d'une infection lymphatique. Chez la femme, une des séreuses les plus importantes, le péritoine, a toutefois un isolement moins complet. Par l'orifice des trompes, celui-ci commuique avec la cavité utérine. Cette voie fort intéressante de l'infection a été bien étudiée dans la thèse de Brouardel [1]. Elle explique beaucoup de pelvi-péritonites tuberculeuses.

L'infection sanguine intervient surtout dans la granulie des séreuses. Parfois, suivant l'expression de Péter, il grêle des tubercules. Cette tuberculose miliaire aiguë dépend d'une infection hématogène.

(1) Brouardel. *Tuberculose des organes génitaux chez la femme*. Thèse de Paris, 1865.

Presque toujours, comme l'a démontré Buhl, la pénétration des bacilles dans le sang est due à un ancien foyer caséeux. La présence directe, soit dans le sang, soit dans les vaisseaux, a été constatée dans toute une série d'observations classiques ; la première en date appartient à MM. Cornil et Babès.

L'infection des séreuses par la voie lymphatique doit être étudiée avec plus de détail. D'une part, elle aboutit à des formes plus curables et par suite plus intéressantes, pratiquement, que la granulie.

Le point de départ de cette infection lymphatique est parfois évident. Troisier, Grancher, dans les pleurésies consécutives à la phtisie pulmonaire, ont constaté de véritables infections des lymphatiques par la matière tuberculeuse. Lannelongue, Lejars ont pu suivre étapes par étapes la marche de l'envahissement lymphatique dans les péritonites consécutives à la coxo-tuberculose.

Dans tous les cas où les séreuses sont envahies par contiguité : méningites consécutives à la carie du rocher, pleurésies consécutives à des caries du sternum et des côtes, péritonites consécutives à des abcès froids, la lymphangite parait être au début le premier intermédiaire. Ce retentissement de la lymphangite sur les séreuses est facile à comprendre, celles-ci ne sont, en effet, que des vastes fentes lymphatiques. La fréquence d'une tuberculose péritonéale, à la suite de la pénétration du bacille de Koch dans l'intestin, donne une grande importance aux infections d'origine alimentaire. C'est par ce mode d'invasion que doivent s'expliquer beaucoup de péritonites tuberculeuses primitives.

Tchissowitch [1], dans son étude sur la tuberculose intestinale de l'homme, a rapporté à cet égard des faits bien intéressants. Dans sept autopsies avec ulcérations intestinales étendues et profondes, la péritonite manquait. Dans trois autres, sans aucune lésion intestinale, le péritoine était envahi et la plèvre était simultanément prise.

La pénétration directe du bacille tuberculeux à travers la muqueuse intestinale saine a depuis été démontrée expérimentalement par Dobroklousky [2].

FORMES. — On distingue trois formes principales de péritonite tuberculeuse :

1° La forme aiguë bien décrite par Empis ;

2° La forme chronique, la plus commune, la plus anciennement connue (Grisolle) ;

3° La forme subaiguë pleuro-péritonéale (Fernet-Boulland-Lasserre) [3].

(1) *Annales de l'Inst. Pasteur*, 1883, p. 109.

(2) *Arch. de méd. expérim. et d'anat. pathol.*, mars 1899.

(3) Fernet. *Société médicale des hôpitaux*, 8 février 1894. — Boulland, *Tuberculose du péritoine et des plèvres chez l'adulte*, thèse Paris, 1885. — Lasserre. *Tuberculose pleuro-péritonéale subaiguë*, thèse Paris, 1894.

SYMPTOMES. — Quels sont les signes qui nous permettront de faire le diagnostic de péritonite tuberculeuse ?

Quelle que soit la forme à laquelle nous ayons à faire, il existe un ensemble de symptômes caractéristiques, pour ainsi dire pathognomoniques, qui nous feront arriver toujours et sûrement au diagnostic. Ces symptômes marquent la réaction du péritoine atteint.

Ce sont, en premier lieu, la douleur spontanée et exagérée par la pression, les vomissements bilieux, porracés, la fièvre et les troubles digestifs ; inappétence, langue sèche, alternance de diarrhée et de constipation.

Viennent ensuite le ballonnement de l'abdomen, l'ascite qui peut manquer ; une circulation complémentaire sous-ombilicale plus ou moins marquée (Lanceraux).

En explorant l'abdomen, on a la sensation de dureté, d'empâtement. L'agglutination des anses intestinales forme le gâteau péritonéal caractéristique. Dans les points où les membranes glissent les unes sur les autres, on perçoit au toucher et à l'auscultation, une sorte de froissement, crépitation neigeuse.

En résumé, ce qui frappe chez ces malades, c'est qu'ils ont l'aspect de péritonéaux. « Les lésions abdominales, dit Dieulafoy, prennent une importance dominante et la péritonite tuberculeuse paraît être la maladie tout entière, alors qu'elle n'est parfois qu'un épisode saillant de la phtisie ».

Mais à côté de cette forme, il est vrai de beaucoup la plus fréquente, il existe d'autres formes à évolution moins bruyante. Ce sont la forme fibreuse et la forme ascitique.

Cette dernière se caractérise : par l'âge ordinairement peu avancé du malade, par la fréquence des lésions tuberculeuses des autres organes, par son allure aiguë ou par son développement insidieux, lent, torpide, par la résorption lente et spontanée du liquide.

Enfin signalons l'ascite essentielle des jeunes filles, absolument indolore. Elle se développe, comme son nom l'indique, chez des jeunes filles, et comme nous le verrons plus loin, les femmes arabes viennent peu à l'hôpital.

Tel est, rapidement esquissé, le tableau de la péritonite tuberculeuse, tel qu'on le trouve dans les classiques. Voyons maintenant ce que nous avons observé chez les Arabes :

OBSERVATION I (Inédite)

Due à l'obligeance de M. le professeur Cochez

Tuberculose pleurale, pulmonaire et péritonéale.

Arabe marocain, âgé de 26 ans.

Entré dans le service de la clinique médicale le 8 janvier 1898, décédé le 26 février.

Malade depuis 20 jours environ.

A son entrée, toux, expectoration muco-sanginolente ne renfermant pas de bacilles.

A l'examen de la poitrine, signes de bronchite avec épanchement léger aux bases.

La fièvre oscille autour de 39° et la température présente souvent le type inverse.

L'épanchement augmente rapidement à gauche. L'espace de Traube disparaît, la matité remonte très haut, le cœur est dévié à droite.

Le 18 janvier, on fait une ponction et l'on retire 1300 grammes de liquide sanguinolent.

A la suite de la ponction, amélioration progressive et disparition de l'épanchement à gauche, mais persistance de l'induration du poumon sous-jacent et même ramollissement en un point de l'aisselle.

Epanchement droit persiste, mais peu abondant. La fièvre devient franchement remittente.

Du côté du ventre, on constate un peu de ballonnement, pas de douleur à la pression ; un peu de liquide dans les fosses iliaques. En même temps, matité très étendue de la région hépato-splénique : la matité hépatique mesure 17 centimètres dans les lignes axillaires et mamelonnaires, 12 centimètres dans la ligne médiane; la rate paraît fortement hypertrophiée.

Pas de vomissements, rien de saillant du côté des garderobes.

L'ascite, la présence d'un épanchement pleural, fit penser à la tuberculose (loi de Godelier). Mais, d'autre part, la matité énorme du foie et de la rate, l'absence de signes péritonéaux et la provenance du malade (Maroc) nous fit porter le diagnostic de cachexie palustre. Nous expliquions en effet ainsi et le volume énorme des deux viscères et l'ascite légère.

Quant aux signes thoraciques, trop impressionné par le résultat négatif de l'examen des crachats, je les mis sur le compte de l'épidémie régnante (grippe), la nature sanguinolente de l'épanchement étant due à l'état de cachexie du malade.

Cependant, cette opinion était loin de me satisfaire, et, en présence des râles du poumon gauche et de la fièvre persistante, malgré la disparition du liquide, j'invoquais sans cesse la tuberculose ; mais les crachats étaient sans bacilles.

Le malade se levait, mangeait et nous pûmes croire à une amélioration, la température tendant vers 36°, lorsqu'un matin nous fûmes tout surpris d'apprendre sa mort.

Autopsie. — Péritonite tuberculeuse : tubercules d'âges divers, criblant tous les viscères abdominaux ; anses intestinales dépolies, accolées, un peu de liquide dans les parties déclives. Ce qui frappe, c'est une masse énorme située dans la partie supérieure de l'abdomen et constituée par l'épiploon ratatiné, épaissi, formant une énorme masse tuberculeuse qui cache le foie et la rate.

Nombreuses granulations tuberculeuses sur la plèvre gauche qui est à sec. Tubercules peu avancés du poumon gauche, mais cavernule axillaire. A droite, deux litres de liquide citrin, tuberculose plus discrète.

OBSERVATION II (Personnelle).

(Tuberculose pleurale, pulmonaire et péritonéale)

F... Ali ben Mohamed, âgée de 51 ans, entré à la clinique médicale le 27 novembre 1901, décédé le 7 janvier 1902.

Le malade, excessivement maigre, paraît très faible. Il nous dit être malade depuis 5 ou 6 mois. Il se plaint d'oppression, de toux et d'un amaigrissement rapide. L'appétit est cependant excellent.

Nous sommes frappé par le volume énorme de son ventre. Cependant, le malade très étonné de voir notre attention attirée de ce côté, alors qu'il nous montre sa poitrine avec insistance, et croyant sans doute s'être mal expliqué, nous fait répéter par l'interprète que son mal est en haut et non en bas.

L'abdomen contient du liquide en assez grande abondance. Dans les différentes positions que l'on fait prendre au malade, les fosses iliaques restent toujours mates, le liquide n'est pas libre.

Pas de vomissements, ni diarrhée, ni constipation. L'abdomen n'est douloureux ni spontanément, ni à la pression.

Pas d'empâtement, pas de circulation complémentaire.

Le thorax est décharné. On remarque qu'à chaque inspiration, les espaces intercostaux sont aspirés tant à droite qu'à gauche.

Matité dans toute la hauteur des deux poumons. En avant respiration soufflante.

En arrière craquements aux deux sommets. Râles sous-crépitants à la base droite.

Le 30 novembre, ponction d'ascite. On retire cinq litres environ d'un liquide jaunâtre qui contient de la fibrine.

Le foie parait petit.

Urines. — Ni sucre, ni albumine. Pas d'urobiline, ni de sels biliaires.

Urée, 18 grammes par litre.

Le malade soulagé par la ponction ne se plaint nullement de son ventre.

Le liquide ne se reproduit pas.

L'état des poumons s'aggrave. Des râles humides ont remplacé les craquements.

Le 23 décembre, apparition d'œdème de la paroi abdominale. Légère circulation complémentaire du côté droit. Le ventre est souple, pas d'ascite.

Le 31 décembre, l'état du malade est précaire. L'abdomen, non douloureux, est sonore en certains points, mate dans d'autres (matité en damier).

Pas de vomissements, pas de diarrhée.

Dès ce jour, l'état ne fait qu'empirer et le malade meurt le 7 janvier.

Autopsie. — Il est très difficile de sortir les organes thoraciques, tant sont fortes les adhérences pleurales. En certains points, le parenchyme pulmonaire se déchire et reste adhérent à la paroi.

Les poumons, congestionnés aux bases, présentent aux sommets des tubercules volumineux et caséeux, d'autres légèrement fibreux.

A l'ouverture de la paroi abdominale, peu d'ascite, mais le péritoine apparait farci de granulations. Les anses intestinales agglutinées ne sont que difficilement séparées.

Péri-hépatite et péri-splénite tuberculeuse avec adhérence des deux viscères aux organes environnants.

Pas d'ulcérations intestinales.

OBSERVATION III (personnelle).

Tuberculose pleurale, pulmonaire et péritonéale.

K... Mohamed ben Souchel, 50 ans, entré le 8 décembre à la clinique médicale, sorti le 20 février 1902.

Comme antécédents, le malade accuse les fièvres paludéennes.

Fatigué, depuis vingt-cinq jours K... se plaint de maux de tête, de douleurs généralisées et d'oppression.

Ni diarrhée, ni constipation.

L'abdomen sonore est distendu. Il est divisé en deux parties par une dépression horizontale que le malade attribue à sa ceinture.

Légère ascite, non libre; circulation complémentaire peu marquée et sous-ombilicale.

Le foie et la rate paraissent normaux.

Les jambes sont enflées depuis dix jours.

Le malade tousse beaucoup.

Râles humides au sommet droit en arrière, craquements au sommet gauche.

Matité au niveau de la base droite en arrière; une ponction exploratrice ramène du sang.

Les crachats contiennent des bacilles de Koch.

Urines = 1,350 grammes. Pas de sucre, ni d'albumine, ni urobiline, ni sels biliaires.

Urée = 16 gr. 50 par litre.

Le 28 décembre, radioscopie. Léger épanchement pleural. Points obscurs aux sommets.

Poids : 59 kilos.

Le 13 janvier on perçoit de la crépitation neigeuse abdominale. Le ventre a considérablement diminué, il est souple et indolore.

Pas de vomissements. Pas de troubles du côté des garde-robes.

Le malade a bon appétit; il se promène et son état général s'améliore. P. 61 kil. 600.

Le 20 février, K... se sent tout à fait bien; il pèse 63 kilogr., ses forces sont revenues et il demande son exeat.

L'abdomen est souple et pas douloureux, les fonctions digestives s'accomplissent normalement.

Les signes sthétoscopiques des sommets, quoique diminués, persistent encore.

N.-B. — Le 10 avril, nous n'avons pas revu le malade, qui n'est plus revenu à l'hôpital.

OBSERVATION IV (personnelle).

Tuberculose pleurale, pulmonaire et péritonéale.

B..., ben Messaoud, 44 ans, entré dans le service de M. le docteur Battarel le 15 janvier 1902, décédé le 23 février.

Malade depuis 4 mois. Se plaint de tousser depuis très longtemps et de cracher beaucoup.

Son mal a commencé par une hémoptysie et de la fièvre.

Il vient à l'hôpital pour sa toux et des sueurs nocturnes. Il se plaint, en outre, d'une grande faiblesse et d'inappétence.

A l'auscultation, on trouve des lésions pulmonaires très avancées, surtout à droite, où existe une grosse caverne au sommet. Le ventre ballonné est volumineux. On trouve une légère ascite cloisonnée. Le malade se refuse à toute ponction exploratrice.

Pas la moindre douleur, ni spontanée, ni à la pression. Pas de vomissements. Fièvre modérée atteignant 38° le soir.

Urines. — 1.700 grammes ; ni sucre, ni albumine, pas d'urobiline, ni de sels biliaires.

Urée. — 17 grammes par litre.

Le 18 janvier, B..., reposé, se sent mieux. Il se lève et se promène toute la journée. L'ascite diminue et c'est à peine si la percussion révèle une légère matité dans les flancs.

Le 25, l'état général est stationnaire, le malade n'engraisse pas. L'ascite a totalement disparu. Le ventre n'est pas douloureux. Pas de vomissements, pas de diarrhée.

A partir du 30, l'état s'aggrave, B... maigrit, transpire la nuit énormément. Fièvre à grandes oscillations.

Le 1er février et les jours suivants, le malade très essoufflé ne se lève plus. Les sueurs, la fièvre, l'adynamie profonde le tiennent au lit. Fait singulier, malgré cet état cachectique avancé, l'appétit est conservé ou peu diminué.

Le 19, état désespéré. Inhalations d'oxygène. Apparition de la diarrhée.

Le 23, décès.

Autopsie. — Adhérences pleurales considérables à droite. On ne peut séparer les deux plèvres. A gauche, légères adhérences et pleurésie (un litre de liquide citrin environ).

Les poumons sont durs, crient sous le couteau. Tractus fibreux. Caverne au sommet droit. Nombreuses granulations des deux côtés.

Péritoine. — Pas d'ascite. Adhérence des anses intestinales, qui sont recouvertes de fausses membranes épaissies.

Masses caséeuses dans l'épiploon.

Péri-hépatite et péri-splénite avec adhérence de ces viscères aux intestins.

L'intestin ouvert dans toute son étendue présente, dans sa portion terminale, trois petites ulcérations.

OBSERVATION V (personnelle)

Tuberculose pleurale, pulmonaire et péritonéale.

La nommée K... ben Kanider, âgée de 39 ans, entrée dans le service de M. le professeur Moreau, le 3 février, décédée le 18 du même mois.

La malade tousse depuis longtemps.

Elle est cachectique et se plaint de sueurs nocturnes abondantes.

On constate des lésions pulmonaires bilatérales très avancées.

Traitée par le cacodylate de soude, K... meurt quinze jours après son entrée dans le service.

Rien de particulier n'ayant été remarqué chez elle, l'autopsie n'est pas faite.

Autopsie. — A l'amphithéâtre de dissection où l'on avait porté le corps de la malade, nous trouvâmes le péritoine farci de granulations tuberculeuses. Les anses intestinales accolées entre elles et adhérentes aux organes voisins étaient très difficilement séparées.

Léger épanchement ascitique.

Adhérences pleurales. Tuberculose pulmonaire caverneuse, avec îlots fibreux.

Pas d'ulcératioos intestinales.

OBSERVATION VI (Personnelle).

(Tuberculose pleurale, pulmonaire et péritonéale).

S... Mohamed, âgé de 35 ans, entre à l'hôpital le 4 décembre 1901 dans le service de M. le docteur Battarel.

C'est un ancien tuberculeux qui tousse et crache depuis trois ans environ. Il en est à son quatrième séjour à l'hôpital de Mustapha.

Le malade, cachectique, présente des lésions pulmonaires avancées : caverne au sommet droit, râles humides au sommet gauche. Rien de particulier du côté de l'abdomen, sinon un peu d'ascite qu'on attribue à son état cachectique avancé.

Pendant les quatre mois de son séjour dans le service, S... n'a jamais eu ni vomissement, ni diarrhée, ni constipation. Nous ne saurions, en effet, tenir compte d'une diarrhée profuse, observée pendant les deux jours qui ont précédé sa mort.

Son ventre n'a jamais été douloureux.

Autopsie. — Adhérences pleurales bilatérales, cavernes aux deux sommets, plus grosse à droite qu'à gauche. Une centaine de grammes d'un liquide citrin dans la plèvre gauche. Traînées blanches de sclérose.

Le péritoine est couvert de masses caséeuses. Les anses intestinales sont adhérentes entre elles et aux organes voisins.

Péri-hépatite et péri-splénite granuleuses.

Léger épanchement ascitique louche.

Pas d'ulcérations intestinales.

CHAPITRE II

Etiologie, pathogénie et formes de la péritonite tuberculeuse chez les Arabes.

Comme on le voit, par la lecture de ces observations, l'Arabe, susceptible, tout comme l'Européen, de présenter la localisation tuberculeuse du côté du péritoine, réagit autrement que lui.

Nous allons, à présent que nous avons décrit la péritonite tuberculeuse telle qu'elle existe chez les Européens, voir la péritonite tuberculeuse telle qu'on l'observe en Algérie chez les indigènes.

Passons d'abord en revue l'étiologie et la pathogénie.

AGE. — Elle paraît plutôt rare chez les enfants. Dans le service de M. le professeur Curtillet, sur onze cents enfants traités depuis le 1er janvier 1900, jusqu'en avril 1902, nous ne trouvons qu'un seul cas de péritonite tuberculeuse. Il s'agit d'un enfant de 14 ans traité par la laparotomie et décédé.

Les autres manifestations de la tuberculose locale sont, au contraire, très fréquentes chez les enfants arabes : mal de Pott, coxalgie, ganglions tuberculeux, abcès froids, tuberculeuse osseuse, y sont monnaie courante.

Tous nos malades sont d'un âge assez avancé :

Le premier, le plus jeune, est âgé de 26 ans.
Le second de 51 ans.
Le troisième de 50 ans.
Le quatrième de 44 ans.
La cinquième de 39 ans.
Le sixième de 35 ans.

En somme, ce serait plutôt à l'âge adulte, entre 35 et 40 ans, que se montrerait la tuberculose péritonéale chez les indigènes algériens. Cependant, sauf chez quelques habitants des grandes villes, l'alcoolisme fait encore totalement défaut chez eux.

SEXE. — Hilton Fagge, Bristowe[1], Delpeuch[2] admettent que la péritonite tuberculeuse est beaucoup plus fréquente chez l'homme que chez la femme.

Quoique n'ayant pas un nombre de cas suffisant pour avancer une opinion ferme, nous pouvons toutefois, d'après ceux que nous avons observés, et

(1) Hilton Fagge, Bristowe, cités par Delpeuch.

(2) Delpeuch, Thèse Paris 1883, *loco citato*, p. 12.

d'après la statistique de Bruncker[1], qui ne signale que des cas masculins, admettre que, comme chez les Européens, le sexe fort est de beaucoup le plus atteint. Nous ferons toutefois remarquer que, si les Arabes viennent volontiers dans nos hôpitaux, nous n'y rencontrons encore que bien peu de mauresques. Toutes les statistiques concernant le sexe chez les indigènes laisseront encore longtemps à désirer de ce côté.

RAPPORTS AVEC LES AUTRES LÉSIONS TUBERCULEUSES. — Il ne saurait plus être question ici de manifestation locale, primitive, chez des individus indemnes d'autres lésions tuberculeuses.

Tous nos patients, sauf peut-être le premier, sont d'anciens tousseurs, d'anciens cracheurs, et ce n'est pas pour soigner le ventre, qui ne les gêne nullement et qu'ils ne savent pas malade, mais pour soigner la poitrine qu'ils entrent à l'hôpital.

Mais, nous dira-t-on, s'il ne vous a pas été donné de voir des formes primitives de tuberculose péritonéale, c'est que les porteurs de ces lésions, n'en souffrant nullement, ne se sont pas soumis à votre examen. Ceci est possible, mais cette restriction faite et jusqu'à preuve du contraire, il nous est permis d'admettre que chez nos indigènes algériens, la péri-

(1) Bruncker. *Revue médicale de l'Afrique du Nord*, 1900.

tonite tuberculeuse est secondaire et succède le plus souvent à des lésions de l'appareil pleuro-pulmonaire.

Dans cinq cas, en effet, les malades morts et autopsiés nous ont permis de constater les lésions pulmonaires et pleurales avancées, décrites dans les observations.

Seul le malade de l'observation III, sorti amélioré, présentait des lésions pulmonaires en voie de régression. Mais ses plèvres étaient malades, puisqu'une ponction exploratrice, faite pour assurer le diagnostic, ramena du sang. Du reste l'examen des crachats nous permit de constater la présence très nette du bacille de Koch.

Le malade de l'observation I, que nous n'avons pas vu, pourrait prêter à discussion. Cependant nous voyons que lors de son entrée à l'hôpital, vingt jours environ après le début de son affection, il présentait déjà de la toux, une expectoration muco-sanguinolente, des sibilances et un épanchement pleural nécessitant une ponction. Le péritoine, il est vrai, était lésé lui aussi. Mais pourquoi donner la priorité à celui-ci, puisque l'on n'a pas assisté au début de l'affection et que l'autopsie décéla la présence de lésions pulmonaires *cavitaires* et des lésions pleurales très avancées.

Tout au plus, peut-on dire que les deux affections, pleurale et péritonéale, étaient contemporaines.

En somme, si nous faisons abstraction de cette

observation douteuse, nous sommes en présence de cinq faits bien démonstratifs d'infection secondaire du péritoine.

Et nos autopsies ne viennent-elles pas confirmer ce que la marche clinique des accidents faisait prévoir : c'est-à-dire la priorité plus ou moins ancienne de la tuberculose pleuro-pulmonaire? Quelles ont été, en effet, les lésions trouvées à l'autopsie? Adhérences pleurales complètes, épaississement de la séreuse. Lésions pulmonaires cicatrisées, à côté de lésions récentes en pleine évolution. Tous signes d'une tuberculose fibreuse ancienne à marche lente, ayant infecté à la longue le péritoine [1].

Ceci est donc bien différent de ce que l'on voit chez les Européens, puisque Grisolle a pu dire : « Presque toujours la péritonite survient primitivement ou d'emblée. Ce n'est pas chez des sujets déjà malades, ou du moins manifestement tuberculeux qu'elle se déclare ; mais elle affecte des individus en apparence bien portants. *Je n'ai jamais encore vu d'exception à cette règle, du moins chez les jeunes gens et les adultes.* »

Comment s'est propagée l'infection chez nos malades? Dans les quatre autopsies que nous avons faites, l'intestin était sain. Nous avons bien trouvé,

(1) Delpeuch. Thèse Paris, 1883, *loco citato*, p. 48.

chez le malade de l'observation IV, quelques ulcérations, mais la muqueuse était légèrement touchée.

De plus, ces ulcérations petites sur fond pâle, sans irritation ni rougeur, étaient très probablement de date récente et postérieures au début de la péritonite.

Par contre, chez nos six malades, nous avons toujours trouvé des lésions pleurales tuberculeuses. Il est donc très probable que nous avons eu à faire à une propagation de séreuse à séreuse, de plèvre à péritoine, par voie lymphatique à travers le diaphragme.

FORME.— Est-ce à dire que nous avons eu à faire à la forme subaiguë pleuro-péritonéale décrite par Fernet, Boulland et Lasserre? La généralité de nos cas ne répondent pas à cette forme. En effet, dans les observations de ces auteurs, le poumon est peu pris; c'est surtout une tuberculose des séreuses pleurale et péritonéale sans grande participation des poumons. Tous les malades ou presque tous guérissent. Les lésions vont des séreuses aux poumons. Chez tous nos malades, au contraire, ce qui domine, ce sont les lésions pulmonaires; l'affection va en sens inverse, des poumons aux séreuses. Nous n'avons pas observé d'autonomie de la tuberculose des séreuses. Nous ne saurions faire entrer nos observations dans aucune des formes précédemment décrites. C'est une forme tardive, subaiguë de péritonite, venant compliquer des lésions bacillaires des poumons.

Toutes nos observations corroborent par conséquent cette loi qui, depuis le livre de Villemin, est connue sous le nom de loi de Godelier : « Quand il y a tuberculisation du péritoine, il y a toujours tuberculisation de l'une ou des deux plèvres ».

CHAPITRE III

Symptomatologie.

En Algérie, où aux maladies observées en Europe viennent s'ajouter les maladies des pays chauds, la malaria en tête, on observe une pathologie un peu spéciale à laquelle le pays imprime son cachet, mettant en défaut le praticien non prévenu et non acclimaté.

Ce qui frappe surtout, à la lecture de nos observations, c'est l'absence complète de tous les symptômes fonctionnels et subjectifs caractéristiques de la péritonite tuberculeuse. C'est le manque de réaction générale du péritoine.

Il est curieux de voir que de pareilles lésions n'aient donné lieu à aucun des signes classiques et pour ainsi dire obligatoires de l'inflammation d'une séreuse aussi sensible qu'est le péritoine.

La douleur spontanée et provoquée qui apparaît toujours, même dans les formes les plus bénignes, manque ici constamment. Jamais aucun de nos malades ne s'est plaint de son ventre. Et le contraste était frappant, entre un jeune Espagnol que nous vîmes dans le service de M. le docteur Battarel et B... ben Messaoud (observation IV) en traitement dans la même salle. Alors que celui-ci, immobile et souffrant, pouvait à peine supporter ses couvertures, nous pouvions impunément palper, tourner et retourner celui-là.

Et la meilleure preuve de cette absence de douleur, c'est que de nos indigènes qui, tous ou presque tous, étaient porteurs de lésions péritonéales très avancées, aucun ne venait à l'hôpital pour son ventre. Et c'est en recherchant systématiquement les signes physiques de l'affection, que nous sommes arrivé au diagnostic. Car, nous le répétons à dessein, jamais le patient n'attirait notre attention de ce côté. Je dirai même plus, c'est avec étonnement qu'il nous voyait palper son abdomen, alors qu'il se plaignait de la poitrine. Et ne voyons-nous pas, dans la deuxième observation, F... Ali ben Mohamed nous faire répéter par l'interprète que c'est en haut (thorax) et non en bas (ventre) qu'est son mal ?

De même que la douleur, un signe important, le vomissement, fait ici encore complètement défaut. Nous ne l'avons jamais observé chez nos malades.

La diarrhée, la constipation ou leur alternance, qui est un des premiers signes de la péritonite tuberculeuse chez les Européens, manque également chez les Arabes.

De même que le péritoine, le tube digestif semble moins réagir chez eux. En effet, sauf dans les 2 ou 3 jours qui précédèrent la mort du malade qui fait l'objet de l'observation IV et qui présenta une diarrhée qu'on peut aussi bien attribuer à son état cachectique, à ses ulcérations intestinales qu'à sa péritonite, les fonctions digestives de nos six Arabes s'accomplissaient normalement. L'appétit même était conservé, et F... (observation II), 4 ou 5 jours avant sa mort, volait le pain de ses camarades de salle pour satisfaire sa faim.

En somme, absence complète de tous les signes fonctionnels et subjectifs, voilà ce qui caractérise surtout la péritonite tuberculeuse chez les indigènes algériens.

La langue humide, le faciès cachectique, mais non grippé, sans souffrir et sans présenter de troubles digestifs, se promenant et mangeant jusqu'au dernier jour, on voit ces malades mourir de leurs lésions pulmonaires ou en guérir et cela sans s'être seulement doutés un instant qu'ils portaient dans le ventre une des maladies qui d'habitude provoquent tant de douleurs chez les Européens.

Du côté des signes physiques, les différences sont moins grandes.

Le gâteau péritonéal semble moins fréquent, les

tuberculoses observées étant plus granuliques que caséeuses. Il en est de même de la matité en damier et de la crépitation neigeuse. Cependant tous ces signes ont pu être trouvés isolément et, quoiqu'ils nous aient paru plus rares, ils peuvent exister.

L'ascite a été, chez tous nos malades, un symptôme constant et fidèle. Elle est cloisonnée, peu abondante et a pour caractère principal de se résorber spontanément ou de ne se reproduire que très lentement après ponction. L'œdème de la paroi, sur lequel insiste quelques auteurs, n'est mentionné que dans une seule de nos observations. Il n'a du reste rien de pathognomonique dans la tuberculose péritonéale.

Mais arrivons à un grand symptôme, la fièvre. Si dans le cours d'une tuberculose péritonéale locale, primitive, on peut tenir compte de cet élément, il ne saurait rentrer en ligne de compte chez les Arabes. En effet, lorsque nous avons parlé de la forme de la péritonite tuberculeuse de ces derniers, nous avons fait remarquer que, chez eux, cette affection venait toujours, à l'inverse de ce qui se montre chez les Européens, compliquer des lésions bacillaires des poumons. Or, de quel secours serait ce symptôme dans la discussion du diagnostic, alors que s'il existe, il se trouve complètement expliqué par les lésions pulmonaires?

Disons cependant que la fièvre paraît être peu

élevée et même manquer chez les indigènes atteints de péritonite tuberculeuse.

Si nous nous résumons, nous voyons que la péritonite tuberculeuse est rare chez les jeunes Arabes, qu'elle se montre entre trente-cinq et quarante ans, chez des sujets notoirement tuberculeux, que l'ascite, toujours observée, se résorbe spontanément ou ne reparaît pas après ponction, que son développement est lent, insidieux et torpide.

C'est ce que nous avons décrit au début de ce travail sous le nom de péritonite tuberculeuse avec ascite à forme latente.

Cette forme observée chez les Européens représente l'exception. La péritonite tuberculeuse étant chez eux une affection qui se manifeste généralement par de la douleur et des troubles digestifs. Chez l'Arabe au contraire la péritonite ascitique à forme latente est la règle. Jamais, en effet, nous n'avons observé chez eux, ni douleur, ni troubles digestifs.

CHAPITRE IV

Tolérance péritonéale chez les Arabes. Ses causes.

Il nous reste à tenter d'expliquer cette absence de réaction péritonéale chez les indigènes algériens.

Faut-il invoquer des raisons tirées de la race, du régime peu substantiel, de l'absence ou de l'existence de certaines immunités transmissibles par l'hérédité ?

Nous dirons de suite que nous n'hésitons pas à en faire une question de race et d'éducation.

Il est un fait d'observation courante en Algérie, c'est que l'Arabe est plus résistant, plus dur que l'Européen. Elevé dans des conditions hygiéniques très précaires, mal nourri, mal habillé, quelquefois même pas nourri et pas habillé du tout, le jeune enfant des campagnes, une simple chemise sur le dos, vit souvent de ce qu'il trouve : racines, raisins, figues de barbarie, etc. Celui des villes, pas plus habillé, mange dans les caisses à ordures. Et tous deux, exposés à toutes les intempéries, attendent l'âge où ils pourront gagner leur vie. Beaucoup meurent, mais on comprend que ceux qui ont résisté à ce régime soient des gens durs au mal.

De plus, l'Arabe n'est pas un intellectuel, ce n'est pas un nerveux héréditaire et il ne le deviendra pas. La lutte pour la vie ne l'inquiète pas. C'est un être essentiellement matériel, vivant au jour le jour, sans souci du lendemain. La formule mektoub (c'est écrit) traduit bien son état d'âme.

Quoi d'étonnant que son système nerveux réagisse moins que le nôtre, surmené par toutes les exigences de la vie civilisée? Certains même ont été jusqu'à nier l'existence des maladies nerveuses chez les Arabes.

L'indigène sent donc moins que l'Européen, on l'observe couramment en chirurgie. Et c'est là la cause de sa plus grande résistance à la douleur, qu'il ne faut pas attribuer à un plus grand courage, comme on pourrait le croire.

Un fait d'observation courante, dans les services de chirurgie de l'hôpital de Mustapha et relaté par tous les médecins de colonisation en Algérie, c'est la tolérance du péritoine chez les Arabes.

Notre regretté professeur, M. Gémy, aimait à rapporter un fait qui, disait-il, l'avait beaucoup frappé au début de sa carrière chirurgicale à Alger. C'était l'histoire d'un indigène qui, la paroi abdominale ouverte par un coup de couteau, était arrivé à l'hôpital, ses intestins dans un sac. « Eh bien, Messieurs, nous disait-il, après lavage du péritoine, et c'était avant la période antiseptique et suture de la paroi abdominale ; mon malade guérit, sans autre symptôme péritonéal qu'un peu de fièvre, les quelques jours qui suivirent l'opération. »

Nombreux sont les cas de ce genre.

« Le typhus, le choléra, la variole sont incontestablement plus graves chez l'indigène que chez l'Européen. Les dernières épidémies ont mis le fait en évidence à plusieurs reprises. Par contre, certaines infections se montrent relativement bénignes chez l'indigène, ou du moins ce dernier réagit autrement que nous vis-à-vis d'elles. De tout temps, les chirurgiens d'Afrique ont signalé la faible mortalité fournie par les indigènes à la suite des grandes opérations.

Le péritoine de l'indigène n'a pas cette exquise sensibilité vis-à-vis des infections pyogènes que nous redoutons en abordant le péritoine de l'Européen. Les plaies pénétrantes de l'abdomen avec hernie de l'intestin guéries après réduction sans antisepsie ne se comptent plus, et la statistique de ces blessures heureusement terminées étonnerait singulièrement un chirurgien qui n'aurait observé qu'en Europe [1]. »

(1) Legrain. *Revue médicale de l'Afrique du Nord*, 1899.

Une enquête a été ouverte dans la *Revue médicale de l'Afrique du Nord* sur les causes de la résistance des indigènes algériens et tunisiens aux traumatismes et aux infections chirurgicales. De nombreuses observations ont été publiées à cet effet. Nous en résumerons quelques-unes des plus probantes.

Qu'il nous suffise de dire, dès à présent, que pour la plupart des auteurs qui ont pris part à cette enquête la résistance des Arabes est due :

1° A leur sobriété. Absence d'alcoolisme ;

2° A la sélection naturelle qui se fait chez eux dans le bas âge ;

3° A l'absence de surmenage cérébral.

OBSERVATION I (Legrain).

(*Revue médicale de l'Afrique du Nord*, 1899).

Coup de couteau de l'abdomen. — Hernie de la rate et de l'épiploon.

A la suite d'un coup de couteau, la rate, d'ailleurs hypertrophiée, était sortie de l'abdomen avec un morceau de l'épiploon. Il existait, au moment où je vis le malade dans son douar, de la péritonite localisée, et, requis par la justice, je fis sur la blessure un rapport concluant à la mort imminente. Un mois après exactement, le même blessé, complètement guéri, faisait 60 kilomètres à mulet pour venir déposer contre son agresseur : la rate sortie de l'abdomen s'était nécrosée et la suture spontanée des lèvres de la plaie s'était faite sans éventration ; des pansements sales avaient été sans relâche appliqués sur la plaie par des empiriques arabes.

OBSERVATION II (Bossion).

(Revue médicale de l'Afrique du Nord, 1900).

Coup de couteau de l'abdomen. — Hernie de l'épiploon. — Sphacèle de la partie herniée.

Bouguerra Sliman ben Mohammed. Blessé le 8 avril. Le 14, je me rends auprès du malade.

Plaie pénétrante de l'abdomen, par un instrument piquant et tranchant, longueur 45 millimètres. Hernie de l'épiploon avec nombreuses plaques sphacélées et gangrène commençante de la partie herniée. Toilette de la région et de la partie herniée avec une solution de permanganate à 20 p. 100 environ. Pendant cette toilette, un parent du blessé crut devoir m'aider en enlevant du sang coagulé avec ses ongles d'abord, ensuite avec ses doigts humectés de salive. Résection de la partie herniée et suture de la paroi.

Deux mois après, Sliman faisait quarante kilomètres à mulet pour venir me remercier.

OBSERVATION III (Duron, m. chef hôp. Djidjelli).

(*Revue médicale de l'Afrique du Nord*, 1900).

Coup de corne dans l'abdomen. — Hernie des intestins.

Le nommé Khalfa ben Belkassem, voulant arrêter un taureau furieux, reçut un coup de corne dans l'abdomen. Khalfa, sentant une douleur dans le ventre, releva sa gandoura et, voyant que ses intestins sortaient, les ramassa dans son burnous malpropre. Il eut la force d'aller jusqu'à son gourbi, situé à 300 mètres.

L'intervention jugée impossible dans le milieu où il se trouvait, on porte le malade à l'hôpital sur un mulet.

Il fallut trois heures de trajet dans des chemins impossibles.

Toilette péritonéale, résection d'un paquet épiploïque d'un gris sale. Khalfa est en état syncopal ; on ce contente de placer des compresses chaudes sur l'intestin sans refermer, l'état étant jugé désespéré. Il est dix heures du soir. Le lendemain seulement, on suture la paroi abdominale.

Un mois après, le malade sort guéri sans avoir présenté d'autres accidents qu'un peu de suppuration au niveau d'un point de suture.

OBSERVATION IV (inédite).

Due à l'obligeance de M. le professeur Rey.

(*Coup de couteau de l'abdomen. Hernie de l'épiploon.*)

J... ben Abd-el-Kader, quarante-cinq ans. Entrée dans

le service de M. le professeur Rey, le 12 mars 1902 à six heures du soir. Elle est vue par l'interne de garde qui note :

1° Section complète du larynx entre l'os hyoïde et le cartilage thyroïde.

2° Plaie de l'abdomen pénétrante, à gauche et au niveau de l'ombilic, 10 centimètres de long. Hernie de l'épiploon.

La partie herniée de l'épiploon est réséquée, la paroi suturée.

Le 19 mars, sept jours après l'accident, la plaie abdominale est complètement cicatrisée. La malade n'a présenté aucun phénomène péritonéal.

Le 23, J... succombe à une broncho-pneumonie consécutive à la section du larynx.

L'autopsie permit de constater une légère péritonite localisée en voie de régression.

Cette observation, très intéressante grâce à l'autopsie, nous montre bien cette grande tolérance du péritoine chez les indigènes. En effet, il ne manifeste la présence du pus dans son intérieur par aucun signe, ni physique, ni fonctionnel, ni subjectif, ni objectif. Et cependant il se défend bien, puisqu'il localise la lésion et en guérit

---

OBSERVATION V (Inédite).

Due à l'obligeance de notre ami le Dr Dumolard.

(Perforation intestinale et ruptures de l'estomac.)

H... ben Abdallah, 18 ans, porteur d'eau, entre à l'hôpital le 3 septembre 1900. Il est malade depuis dix jours. Sa maladie a commencé par des maux de tête, de la courbature, puis de la fièvre et de la diarrhée. Taches rosées sur l'abdomen, on diagnostique une dothiénentérie.

Le 4, malaria, abdomen ni douloureux, ni météorisé. Fièvre 40°, pouls 120. Le malade est très fatigué.

Le 5, même état. Pas de douleurs abdominales.

Le 6, mort.

A l'autopsie, on trouve, outre de nombreuses plaques de Peyer ulcérées, une perforation intestinale et trois ruptures de l'estomac, avec un épanchement noirâtre dans l'hypochondre gauche. Pas trace de péritonite, ni de fausses membranes. Le péritoine rempli de matières fécales et d'aliments ingérés, passés par les ruptures de l'estomac, a l'air d'être resté parfaitement indifférent.

OBSERVATION VI (inédite)

Due à l'obligeance de notre ami le docteur Antoni.

Coup de couteau de l'abdomen. — Hernie de l'épiploon.

M... ben Sliman, entre le 23 mars, à 10 heures du soir, dans le service de M. le professeur Vincent. Il est porteur d'un coup de couteau dans l'hypochondre gauche. La plaie mesure environ 8 centimètres de long. L'interne de garde, croyant à une simple plaie de la paroi abdominale, suture.

Le lendemain, on s'aperçoit que l'épiploon, suturé à la peau et recouvert de poils, fait hernie à l'extérieur. Les fils sont enlevés et on résèque la partie de l'épiploon, herniée et infectée. On touche le pédicule à l'eau phéniquée à 5/100, on le réduit et on suture. Le malade présente une fièvre légère, entre 38° et 38°5, pendant trois jours. Aucun phénomène péritonéal.

Le 28, au pansement, on constate de la suppuration superficielle. Nul doute qu'il n'y ait de la péritonite circonscrite. Cependant comme l'état général du malade est bon : pouls, 88, température 37°2, langue humide, on se contente de laver superficiellement et d'appliquer un pansement.

Sliman continue à aller de mieux en mieux. Le 5 avril, treize jours après son accident, il est totalement guéri, se lève et se promène.

Il n'a jamais présenté de phénomènes péritonéaux. La suppuration superficielle était tarie au deuxième pansement.

OBSERVATION VII (Inédite).

(Due à l'obligeance de M. le docteur Sabadini, chirurgien à l'hôpital civil de Mustapha).

Plaie pénétrante de l'abdomen. — Lésion du foie et de l'estomac.

Le nommé K... ben Mohamed, de Dellys, âgé de 35 ans, est frappé par un de ses coreligionnaires d'un coup de couteau dans l'abdomen le 20 juillet 1898, à 3 heures du matin. Il est amené deux heures après à l'hôpital, salle Dupuytren, où nous le voyons à la visite. Nous constatons une plaie ayant trois centimètres de longueur, verticale, située à six centimètres de l'appendice xyphoïde et à quatre centimètres de la ligne blanche. Pouls petit, dépressible, fréquent. Faciès pâle. Le blessé est très calme et accepte avec résignation l'opération proprosée.

Le ventre ouvert. On constate une vaste blessure du foie, coupant le lobe gauche sur une étendue de quatre centimètres. Au-dessus du foie grande quantité de sang liquide et coagulé. Le sang enlevé on aperçoit, sur la face antérieure de l'estomac, au niveau de la petite courbure, une plaie de deux centimètres environ qui intéresse toutes les tuniques. Matières alimentaires dans le péritoine. Toilette de ce dernier. Suture du foie et de l'estomac avec des soies fines. Suture de la paroi abdominale.

Le blessé n'a pas présenté un seul instant de fièvre, aucun symptôme péritonéal. Huit jours après, la réunion par première intention était complète et, le 6 août, K... est totalement guéri.

Les premiers jours de septembre, il revient nous voir pour un amaigrissement rapide et une soif intense. On analyse ses urines qui contiennent du sucre et, dans le courant d'octobre, trois mois environ après sa blessure, il meurt.

L'autopsie nous permit de constater une guérison totale des lésions abdominales. La suture du foie est totale, on ne peut retrouver la place de la plaie stomacale. Pas traces de péritonite ni d'adhérences.

OBSERVATION VII

(Due à l'obligeance de M. le Dr Sabadini, chirurgien à l'hôpital de Mustapha).

Plaie pénétrante de l'abdomen. — Hernie de l'épiploon. — Plaie intestinale avec section complète.

Z..., 33 ans, fille soumise, reçoit un coup de couteau, à quatre heures du matin, le 6 août. Elle est conduite salle Bichat.

A notre arrivée, nous trouvons la blessée très faible, pouls petit, fréquent. Plaie abdominale dans l'hypocondre gauche, parallèle aux fausses côtes, mesurant 4 centimètres de long environ, l'épiploon fait hernie à l'extérieur. Nous débridons sur 10 centimètres et nous pouvons alors constater que l'intestin grêle présente une section complète sur une de ses anses avec semi-section d'une autre anse. Matières fécales dans la cavité péritonéale, hémorrhagie assez considérable. Toilette péritonéale et suture de l'intestin. Nouvelle toilette et suture de la paroi. Les suites opératoires apyrétiques furent très simples. Aucun phénomène péritonéal, réunion par première intention.

Le 30 août, vingt-quatre jours après l'opération, la malade sort complètement guérie.

Nous pourrions citer un nombre infini d'observations semblables. Mais nous ne saurions le faire sans nous exposer à des redites fastidieuses et inutiles. Les quelques cas relatés nous paraissent, en effet, suffisants pour prouver ce que nous avancions au début de ce chapitre, à savoir la grande tolérance du péritoine chez les indigènes algériens.

De nombreux cas et une étude très intéressante ont, du reste, été publiés par la *Revue médicale de l'Afrique du Nord* de 1899-1900. On y trouvera un grand nombre d'observations visant, non seulement la résistance des Arabes, au point de vue péritonéal, mais encore vis-à-vis de tous les grands traumatismes et des infections chirurgicales en général.

CHAPITRE V

Diagnostic.

Il est aisé de comprendre, par ce qui précède, combien le diagnostic de la péritonite tuberculeuse, souvent délicat chez les Européens, présente de difficultés chez les Arabes.

Si, en présence d'un indigène tuberculeux, la palpation de l'abdomen fait sentir un gâteau péritonéal, de la crépitation neigeuse, si la percussion révèle une matité en damier, quoique le malade ne présente aucun signe subjectif ou fonctionnel de péritonite, notre diagnostic ne saurait être douteux ; les signes physiques sont suffisants pour nous faire une opinion ferme.

Mais ce sont là les cas rares et faciles. Et encore faut-il bien remarquer que, pour dépister l'affection, il nous a fallu examiner systématiquement l'abdomen de notre sujet. Et c'est là le premier point que nous tenons à faire ressortir : examinons toujours le ventre de nos Arabes tuberculeux afin d'éviter des erreurs préjudiciables aux malades. Mais plaçons-nous dans les conditions ordinaires d'examen.

Un malade, un Arabe, entre dans nos salles pour tuberculose pulmonaire. Il a eu la malaria (tous les indigènes en sont plus ou moins atteints). Il présente un gros ventre avec de l'ascite. Comme les malades des observations II. III, IV, V et VI, il est cachectique.

Tel est, on le voit, résumé le problème tel qu'il se posait pour tous nos malades.

A quoi avons-nous affaire ?

Trois idées se présentent immédiatement à l'esprit pour expliquer cette ascite :

1° Tuberculose péritonéale.

2° Cirrhose paludéenne.

3° Cachexie palustre.

L'âge du malade, l'état avancé de ses lésions pulmonaires, l'absence de douleurs, de vomissements, de troubles du côté des garde-robes, font vite rejeter la péritonite.

Nous percutons le foie, il est gros, ou il nous paraît tel. Il en est de même de la rate qui est hypertrophiée. Le malade est un paludéen, on trouve sur l'abdomen une légère circulation complémentaire, et malgré l'absence de troubles digestifs, on pense à une cirrhose d'origine paludéenne.

Enfin si le malade est cachectique, le diagnostic

de cachexie palustre explique tout : gros foie, grosse rate et ascite.

Et cependant, il est certain qu'aucun de ces diagnostic ne satisfait l'esprit. C'est ce que fait bien ressortir M. le professeur Cochez, dans l'observation I qu'il nous a remise. Après s'être arrêté au diagnostic de cachexie palustre, il écrit : « Cependant, cette opinion était loin de me satisfaire, et en présence des râles du poumon gauche et de la fièvre persistante, malgré la disparition du liquide, j'invoquais sans cesse la tuberculose. »

C'est qu'en effet, qu'on explique l'ascite par la cirrhose ou par la cachexie, le cachet général de l'affection ne correspond nullement à ce qu'on a l'habitude de voir dans de pareils cas.

Heureusement, d'autres moyens sont en notre pouvoir, qui nous permettrons d'arriver sûrement et toujours à la vérité. Une fois prévenu, nous avons toujours pu faire notre diagnostic, dont voici les principaux éléments

Nous insisterons tout d'abord sur le caractère de l'ascite. Au lieu d'être libre dans la cavité abdominale, comme c'est le cas dans la cirrhose ou la cachexie, le liquide ici est bridé. Il n'obéit plus aux lois de la pesanteur. Quelle que soit la position que l'on fasse prendre au malade, les fosses iliaques restent toujours mates.

Ce caractère est décrit et nous ne croyons nullement apporter un fait nouveau. Mais nous avons cru devoir le signaler avec insistance, parce qu'il nous a paru constant et fidèle. Nous l'avons toujours trouvé et, dans deux cas, il nous a servi seul avec les urines, à faire le diagnostic. Il n'est pas pathognomonique de l'affection qui nous occupe, puisqu'on le trouve dans la péritonite chronique à fausses membranes, mais il y est constant et doit toujours être recherché.

Lanceraux a fait remarquer avec raison que, dans la péritonite, la circulation complémentaire était plutôt sous-ombilicale, par opposition à celle de la cirrhose qu'on trouve plus accusée au-dessus de l'ombilic. Nous l'avons observé chez deux de nos malades. Il faudra en tenir compte dans la discussion.

La présence d'urobiline dans l'urine, sa couleur rouge brique, avec sédiments uratiques, son hypertoxicité, la diminution de l'urée, la glycosurie alimentaire feront pencher vers une lésion hépatique (cirrhose). Une urine normale, au contraire, fera penser à la péritonite.

La petite quantité du liquide ascitique, sa reproduction lente après une ponction ou sa résorption spontanée, sont en faveur d'une lésion péritonéale.

L'examen de ce liquide lui-même, retiré soit dans un but thérapeutique, soit dans un but explorateur nous fournira un excellent moyen d'investigation.

S'il contient de la fibrine, c'est à coup sûr une production inflammatoire.

L'examen cytologique viendra alors nous renseigner sur le genre d'inflammation. Et on sait que dans la tuberculose on trouve une grande quantité de mononucléaires petits, c'est une lympho-cytose.

Il nous reste enfin une dernière ressource, c'est l'expérimentation. On sait que la tuberculose expérimentale donne des cas très graves, par injection de liquide tuberculeux dans le péritoine des animaux, du cobaye en particulier. C'est là une méthode facile et sûre.

Donc, en présence d'un Arabe tuberculeux, nous examinerons toujours son abdomen. Si on trouve de l'ascite, il faut toujours penser à la tuberculose, et cela malgré l'absence complète de tous les signes fonctionnels et subjectifs de l'inflammation du péritoine.

On devra donc rechercher avec soin du côté des plèvres (loi de Godelier) et des poumons, toute trace de tuberculose.

Le cloisonnemet de l'ascite, sa production lente, sa disparition spontanée;

La quantité normale d'urée ;

L'absence d'urobiline dans les urines qui ne sont pas hypertoxiques ;

La présence de fibrine dans le liquide retiré par ponction;

Le cyto-diagnostic en faisant constater de la lympho-cytose;

L'injection du liquide au cobaye;

Tels sont les principoux éléments qui nous amèneront toujours et sûrement au diagnostic.

CHAPITRE VI

Fréquence

La péritonite tuberculeuse est-elle fréquente chez les indigènes algériens, et la rencontre-t-on plus souvent chez eux que chez les Européens ?

D'après nos recherches, il nous semble que cette maladie est assez fréquente chez les Arabes.

En effet, nous avons pu, dans un espace de temps relativement court, réunir les six cas qui nous ont servi dans ce travail. Il est vrai que nous avons vu un certain nombre de malades et fait vingt autopsies. Seules, les autopsies doivent compter.

Donc, six sur vingt, c'est-à-dire 30 pour cent. Le docteur Bruncker[1] de Batna, sur 36 autopsies, relève 17 péritonites tuberculeuses, soit 47,09 p. 100.

Si nous réunissons ces deux statistiques, nous voyons que la moyenne de la péritonite tuberculeuse

(1) Bruncker. *Revue médicale de l'Afrique du Nord*, 1900.

chez les indigènes algériens est de 38,55 p. 100 environ.

Elle serait donc bien plus fréquente que chez les Européens, chez qui cette affection est relativement rare.

En effet, Willigk [1], sur 1317 cas de tuberculose, relève 49 fois seulement la péritonite tuberculeuse, soit 3.80 p. 100.

Albanus, sur 39 cas de tuberculose observés, a rencontré 7 péritonites tuberculeuses, soit 19.60 p. 100.

Ces deux statistiques nous donnent donc une moyenne de 11.70 p. 100 comme fréquence chez les Européens à opposer à une moyenne de 38.55 p. 100 chez les Arabes. La péritonite tuberculeuse se rencontrerait donc trois fois plus souvent, et même plus, chez ces derniers.

Et d'ailleurs, quoi d'étonnant à cela ? Ne trouvons-nous pas chez les indigènes algériens, outre la fréquence de la tuberculose qui, dit en passant, serait, d'après Bruncker, plus grave chez eux que chez les Européens, toutes les causes prédisposant à une localisation péritonéale de l'infection bacillaire : misère, surmenage, encombrement, alimentation défectueuse, infractions aux lois de l'hygiène, traumatismes, toutes ces causes se trouvent réunies chez les Arabes.

(1) Willigt-Prager. *Vierteljahrsschrift*, etc., 1896, Bd, t. II, p. 11.

CHAPITRE VII

Pronostic

Que dire du pronostic ? Cinq de nos malades sur six sont morts. Est-ce à dire que la péritonite tuberculeuse est grave chez les Arabes ? Tel n'est pas notre avis.

Les cinq sujets décédés présentaient des lésions pulmonaires avancées et on peut affirmer que tous ont péri par leurs poumons. Un seul de nos Arabes a guéri, et celui-là a dû sa guérison à la régression de ses lésions pulmonaires.

Nous voyons, de plus, chez trois autres, le liquide ascitique se résorber, soit spontanément, soit après ponction. N'est-ce pas par là que commence la guérison de la péritonite tuberculeuse, et ne peut-on penser que ces malades étaient en train de guérir de leur péritonite quand leur tuberculose pulmonaire les a emportés ?

Quant aux deux autres, considérés jusqu'à leur

mort comme de vulgaires tuberculeux pulmonaires, la péritonite passée inaperçue fut une trouvaille d'autopsie.

Tous nos malades présentaient de l'ascite, et on sait que la précocité et l'abondance de l'ascite sont symptomatiques d'une résistance efficace du péritoine.

Le rôle favorable joué par les épanchements séreux dans la marche de la tuberculose était depuis longtemps connu des cliniciens. Potain l'avait en particulier bien signalé pour la pleurésie.

Péron[1] a donné une explication fort intéressante de ces faits cliniques. Il a montré que certains épanchements séreux possédaient des propriétés bactéricides des plus remarquables.

Dans la péritonite tuberculeuse, l'action bienfaisante de la laparotomie s'expliquerait peut-être par la sérosité secrétée en plus grande abondance sous l'influence de l'irritation opératoire et du contact de l'air. A côté du rôle bactéricide, dans certains épanchements très inflammatoires, l'englobement mécanique des bacilles par la fibrine parait jouer un rôle important.

Outre l'ascite, nous avons toujours constaté des adhérences péritonéales plus ou moins considé-

(1) Péron. *La sérothérapie tuberculeuse naturelle.* Soc. de biol., 15 oct. 1898.

rables. Or, le rôle de la fibrine dans la production et l'organisation des fausses membranes est également très grand. Cette formation d'adhérences peut, au péritoine et à la plèvre, aboutir à la suppression de la cavité séreuse, à des symphyses pariéto-viscérales. Elle n'en constitue pas moins un effort curateur plus grand peut-être encore que l'épanchement. « Quand, et pour des raisons encore inconnues, la lutte s'éteint ainsi dans la pseudo-membrane, écrit Péron, les sérums transsudés se résorbent et le tissu conjonctivo-vasculaire néoformé réunit les deux feuillets par des adhérences cicatricielles. Lorsqu'on examine, plusieurs mois ou plusieurs années après la guérison de la pleurésie, ces adhérences qui renfermaient primitivement les évolutions tuberculeuses histologiques, celles-ci ont disparu [1] ».

Enfin, une des causes principales de l'affaiblissement du péritoine, l'alcoolisme, fait ici totalement défaut.

Cette manière d'interpréter nos observations va bien avec ce que l'on observe en chirurgie où tous les péritonéaux arabes guérissent.

Nous pouvons donc dire que la lésion péritonéale étant relativement bénigne par elle-même, le danger se tire de l'état de l'appareil pleuro-pulmonaire.

(1) A. F. Plicque. *Gazette des Hôpitaux*, juin 1900.

CHAPITRE VIII

Traitement

Trois méthodes de traitement se présentent au choix du praticien en présence d'un malade atteint de péritonite tuberculeuse ;

1° Le traitement médical ;

2° Le traitement médico-chirurgical ;

3° Le traitement chirurgical.

Le traitement chirurgical est nettement contre-indiqué par les lésions tuberculeuses pulmonaires avancées ; nous l'éliminons d'emblée.

Restent le traitement médical et le traitement médico-chirurgical. Le premier comprend l'hygiène et la thérapeutique de la tuberculose en général. Le second associe à ces éléments la ponction, soit simple, soit suivie de l'injection d'un liquide modificateur ou d'un gaz.

Le traitement médico-chirurgical, quoique moins violent que le chirurgical pur, expose les malades à un traumatisme opératoire assez violent et qui serait mal supporté par des sujets atteints de lésions pulmonaires avancées. Aussi, ne saurions-nous le conseiller dans la forme de péritonite tuberculeuse observée chez les indigènes algériens.

C'est donc au traitement médical que nous nous arrêterons. C'est celui qui a été employé chez tous nos malades.

J.-H. Sarda[1] divise ce traitement en :

A. Hygiène du malade ;

B. Médication externe ;

C. Médication interne.

Le traitement hygiénique est le même que celui que l'on impose à tous les tuberculeux : cure d'air, repos, alimention abondante consistant surtout en lait, œufs, viande crue, etc.

La médication externe, c'est-à-dire l'application de révulsifs sur la paroi abdominale.

Enfin la médication interne comprend les différents remèdes tels que : huile de foie de morue, créosote, biphosphate, gaïacol, etc., employés soit par la bouche, soit en lavements.

Le plus souvent l'hygiène seule suffira. Les révulsifs employés, surtout dans les formes douloureuses, ne seront d'aucune utilité chez les Arabes. L'emploi

(1) J.-H. Sarda. *Sur le traitement de la péritonite tuberculeuse.* Thèse de Toulouse, 1900.

des médicaments tend de plus en plus à disparaître du traitement de la tuberculose.

Si on les utilise, il nous semble préférable de les employer par la voie rectale, car ainsi on épargne les voies digestives des malades et il ne faut dans aucun cas oublier que l'estomac est la place forte des tuberculeux. « Avant tout, il faut avoir soin de ne pas fatiguer l'estomac des malades. L'intégrité des fonctions digestives doit toujours être le soin du médecin [1] ».

Ce traitement, tout en favorisant la guérison des lésions tuberculeuses péritonéales, convient très bien aux lésions tuberculeuses pleuro-pulmonaires que nous avons toujours rencontrées concurremment chez les indigènes et qui, nous l'avons vu, assombrissent énormément le pronostic.

(1) Mossé. *Cliniques de l'Hôtel-Dieu*, cité par Sarda.

CONCLUSIONS

I. — La péritonite tuberculeuse chez les Arabes frappe de préférence les adultes et les individus notoirement tuberculeux.

II. — Elle ne se manifeste ordinairement par aucun des symptômes subjectifs et fonctionnels : douleur, vomissements, diarrhée ou constipation, qui caractérisent cette affection chez les Européens. C'est la forme ascitique latente.

III. — La tolérance péritonéale chez les indigènes algériens est d'observation courante dans la colonie.

IV. — Cette tolérance semble due à la race et à l'éducation. Elle tiendrait :

1° A l'absence de surmenage cérébral ;

2° A l'absence d'hérédité nerveuse ;

3° A l'absence d'alcoolisme ;

4° A la sélection naturelle qui se fait chez les enfants dont les faibles meurent en bas âge.

V. — Le diagnostic est difficile. Bien loin de se manifester par des symptômes bruyants, il demande à être soigneusement et systématiquement recherché.

VI. — Bien que nous ne puissions établir un degré de fréquence, notre statistique ne portant pas sur des chiffres suffisamment élevés, nous pouvons cependant dire que cette affection est loin d'être rare chez les indigènes.

VII. — Son pronostic se tire de l'état des poumons. La tuberculose pleuro-péritonéale étant elle-même un accident survenu dans le cours d'une tuberculose pulmonaire et non une localisation primitive, comme les classiques semblent l'admettre.

VIII. — Le traitement sera purement médical.

Toulouse. — Imp. Marqués et Cie, boul. de Strasbourg, 22.

www.ingramcontent.com/pod-product-compliance
Lightning Source LLC
LaVergne TN
LVHW020040170826
845678LV00001B/346

* 9 7 8 2 3 2 9 6 9 4 2 1 4 *